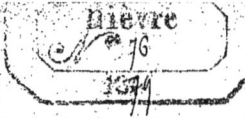

UNE ÉPIDÉMIE

DE

FIÈVRE PUERPÉRALE

A PONT-SAINT-OURS

HISTOIRE NATURELLE DE CE VILLAGE

Par le Docteur Ch. FICHOT

De NEVERS (Nièvre)

Médecin-adjoint des Epidémies.

NEVERS

IMPRIMERIE DE J. VINCENT, RUE DU DOYENNÉ, 6.

1879

UNE ÉPIDÉMIE

DE

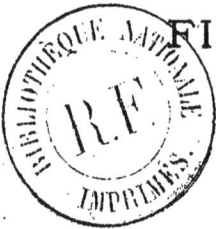

FIÈVRE PUERPÉRALE

A PONT-SAINT-OURS

——

HISTOIRE NATURELLE DE CE VILLAGE

——

Par le Docteur Ch. FICHOT

De NEVERS (Nièvre)

Médecin-adjoint des Epidémies.

——

NEVERS

IMPRIMERIE DE J. VINCENT, RUE DU DOYENNÉ, 6.

——

1879

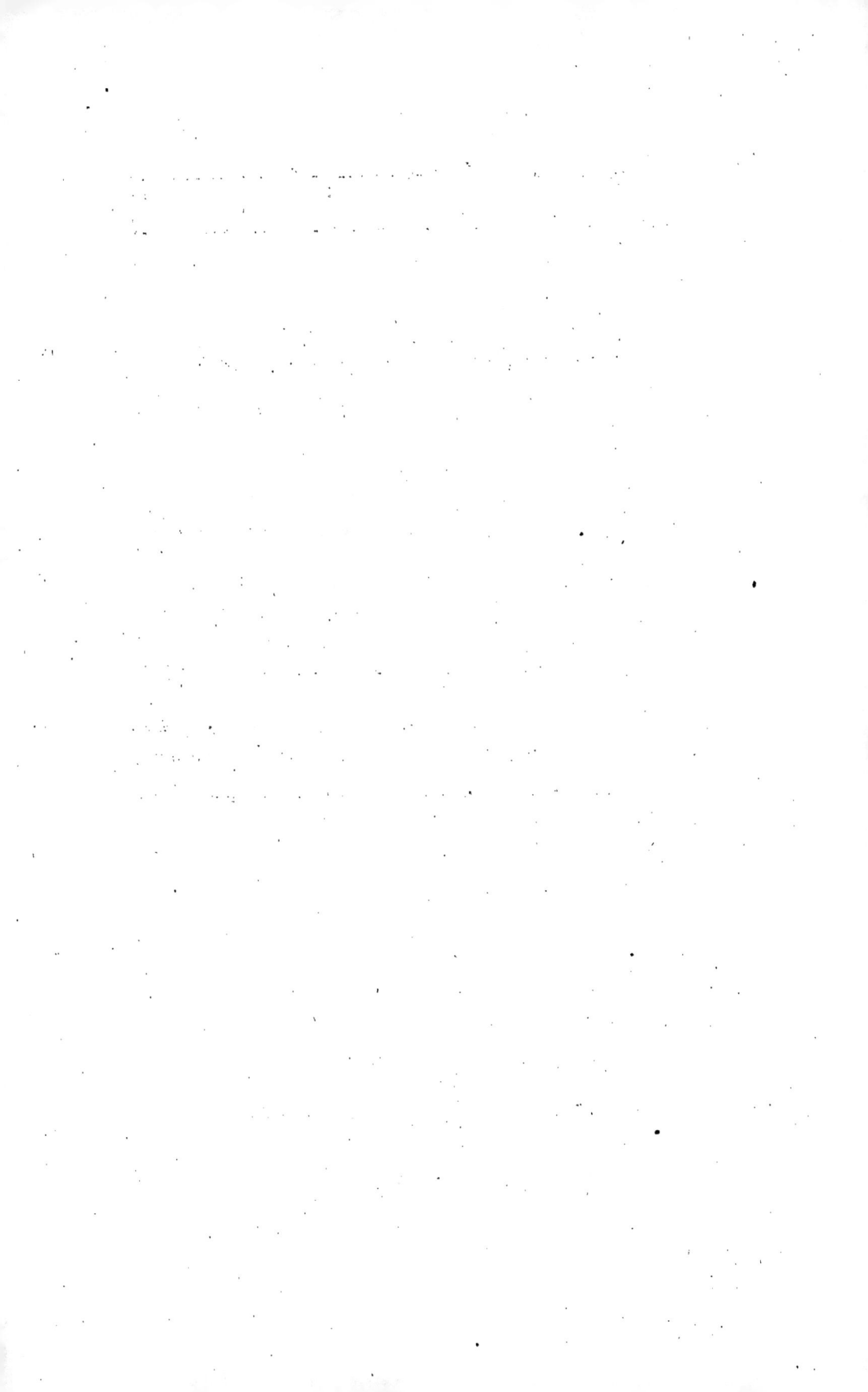

A Monsieur CHAPRON, *Préfet de la Nièvre.*

Monsieur le Préfet,

J'avais à peine fini de soigner les diphthériques de Saint-Benin-d'Azy, lorsque je suis allé à Pont-Saint-Ours pour une épidémie assez grave qui y régnait. Des femmes étaient atteintes de fièvre puerpérale. Les malades ont été peu nombreuses ; cela tient à ce que le village est très-petit ; mais, comme il y a une trentaine d'années que j'exerce la médecine, j'ai vu assez souvent des métropéritonites postpuerpérales ; aussi, je puis dire avec Virgile : *Ab uno disce omnes.*

De même que pour Saint-Benin-d'Azy, je ferai tous mes efforts pour bien faire connaître le pays qui a été le siége de l'épidémie.

Agréez, Monsieur le Préfet, l'assurance de mon profond respect,

CH. FICHOT.

Nevers, le 3 Novembre 1879.

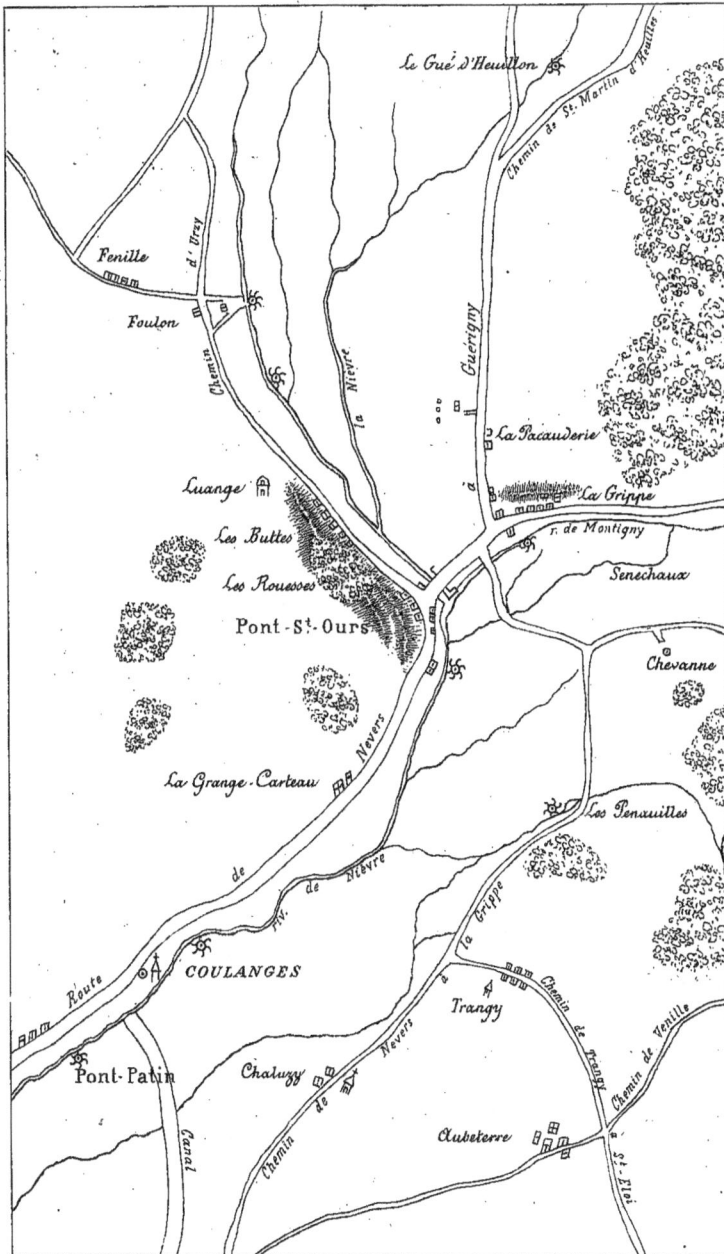

NORD.

Le Gué d'Heuillon

Chemin de St. Martin d'Heuillon

Fenille

d'Uzay

Foulon

Chemin

la Nièvre

Guérigny

La Pacauderie

Luange

Les Buttes

Les Rouesses

La Grippe

r. de Montigny

Pont-St-Ours

Senechaux

Chevanne

Nevers

La Grange-Carteau

Les Penauilles

de

de Nièvre

la Grippe

Route

COULANGES

Trangy

Chemin de Trangy

Chemin de Ventille

Pont-Patin

Chaluzy

Nevers

St Eloi

Chemin de

Canal

Aubeterre

Une Épidémie

DE FIÈVRE PUERPÉRALE

A PONT-SAINT-OURS

HISTOIRE NATURELLE DE CE VILLAGE

Par le Docteur Ch. FICHOT

De NEVERS (Nièvre)

MÉDECIN-ADJOINT DES ÉPIDÉMIES.

Situation. — Aspect général.

Le pont Saint-Ours, jeté sur la Nièvre, à 5 kilomètres de Nevers, donne son nom à un hameau composé d'une quinzaine de maisons, dont une moitié fait partie de la commune de Coulanges, et l'autre moitié de celle d'Urzy.

Une large route traverse le village ; d'un côté, se trouve une montagne assez haute et assez longue, appelée les Buttes ; de l'autre côté est la Nièvre, serpentant au milieu des prés qui se perdent à l'horizon. Des voyageurs, qui n'avaient parcouru que les environs de Toulon et de Marseille et la grande plaine d'Arles, et que j'ai conduits dans cette partie de la Nièvre, tombèrent dans l'admiration en contemplant cette longue vallée presque toujours verdoyante.

Plus loin que le pont Saint-Ours, est la Grippe, autre village qui possède un moulin que fait tourner le ruisseau de Montigny ; ce moulin est de la commune de Coulanges, les autres maisons sont de celle de Saint-Martin-d'Heuille.

Si l'on se dirige du côté de Guérigny, le premier domaine qu'on rencontre à droite, et les fours à chaux à gauche, appartiennent à cette dernière commune et constituent la Pacauderie.

C'est sur cet espace, bien restreint, où les familles susceptibles d'augmentation sont peu nombreuses, que la fièvre puerpérale a paru.

Climat.

Il ne fait jamais bien chaud dans ces petits villages ; la Nièvre, le ruisseau de Montigny, les prés très-souvent inondés y entretiennent la fraîcheur. Quand le vent du nord règne, il suit la vallée, et, resserré entre deux collines, il souffle avec violence et se fait surtout sentir sur la route qui conduit du pont à la Grippe. Cet endroit est toujours très-froid l'hiver. Il y a quelques années, on y a trouvé un homme mort de congélation.

Grâce aux buttes qui dominent la rive droite de la Nièvre, le Pont-Saint-Ours est à l'abri des vents du nord-ouest et de l'ouest. La Grippe, adossée à un coteau, regarde le midi et ne souffre pas du vent du nord. La Pacauderie, seule, est exposée à tous les vents.

Les vents dominants sont ceux de l'ouest et du sud-ouest.

Le pays est froid l'hiver, frais l'été, humide le plus souvent.

Géologie.

Le terrain jurassique est composé de deux formations : la formation liasique et la formation oolithique. Cette dernière se divise en trois étages.

C'est la partie sous-moyenne de l'étage inférieur qui comprend le kelloway-rock des Anglais ou étage callovien de d'Orbigny, qui se montre à découvert au Pont-Saint-Ours, et constitue les carrières des Buttes et de Luange.

Cet étage a une grande puissance aux Buttes ; il fournit des calcaires, dont les dimensions sont considérables, et qui servent à la construction de maisons et à Nevers et dans les environs. Une partie des pierres sont bleues et ne peuvent être employées que pour les caves ; elles craignent, du reste, un peu la gelée.

Les mêmes bancs calcaires existent aussi à la Pacauderie et à la Grippe, où on les voit affleurer au bord du chemin.

Tout dernièrement, en creusant un puits à la Pacauderie, on a rencontré l'étage callovien avec ses bancs bleus et blancs. Cette assise n'avait que deux mètres d'épaisseur. Au-dessous de ces bancs, il y avait une forte couche d'argile bleue, et, un peu plus bas, des blocs de calcaires qui servent à fabriquer la chaux hydraulique, et qui sont placés au milieu des marnes blanches qui séparent l'étage bathonien de l'étage callovien.

C'est sur ces couches marneuses qu'on a rencontré la nappe d'eau qu'on cherchait.

A quelques mètres au nord, est une carrière en pleine exploitation. Les bancs calcaires épais qu'on a traversés, en creusant le puits, manquent en cet endroit. Il n'existe que la marne au milieu de laquelle est en place la pierre qui sert à fabriquer la chaux. J'ai observé la même disposition géologique dans la carrière du Gué-d'Heuillon.

Au-dessus des marnes blanches est un diluvium composé de galets plats, jaunâtres, qui existent aussi dans les champs des environs. Ils ressemblent à ceux qu'on extrait du cimetière de Nevers, de la montagne du Pont-Patin et du lit de la Nièvre. Ils proviennent tous de la destruction de la partie supérieure du kelloway-rock. Le courant qui les a roulés occupait une large surface, mais il n'était pas très-fort, car il n'a pas déposé de gros blocs. Ces cailloux sont à peu près d'égale grosseur. Au milieu d'eux, je n'ai rencontré qu'un fossile : le *Collyrites ellipticus*.

La place qu'occupent ces galets, au sommet de quelques monticules, leur couche plus ou moins épaisse en de certains endroits, montrent que le courant qui les a amenés existait avant le soulèvement du terrain jurassique.

Dans les carrières de Luange et des Buttes, il y a un grand nombre de fossiles : *Ammonites cordatus et pustulatus, ostrea dilatata, trigonia clavellata, pecten fibrosus, arca galathea, pholadomya decussata, nautilus granulosus, avicula costata*, etc., etc.

Il n'y a pas longtemps, j'ai trouvé dans ces carrières une bucarde cordiforme et une *Glyphée*, crustacé de l'ordre des décapodes macroures et de la famille des astaciens.

Le bois fossile que j'ai ramassé est carbonaté, il n'est ni siliceux comme celui que l'on rencontre dans les environs de Moulins-sur-Allier, ni ferrugineux comme celui du Tremblay, commune d'Isenay.

Ce bois pétrifié carbonaté ressemble à un morceau d'orme, appelé *tortillard* par nos charrons.

La géologie nous fait connaître une faune merveilleuse, des bouleversements et des dislocations extraordinaires ; mieux que toute autre science (j'en excepte l'astronomie), elle nous montre que les hommes sont peu de chose et qu'ils devraient employer à s'entr'aider les quelques années qu'ils ont à vivre.

Botanique.

On trouve au Pont-Saint-Ours des végétaux de toutes espèces ; ce sont les plantes aquatiques qui dominent.

Famille des NYMPHŒACÉES.

Le nénuphar jaune ou plateau, *Nuphar luteum*, à larges feuilles, sur lesquelles les jeunes grenouilles viennent de temps en temps se reposer. C'est avec cette plante, ou avec le nénuphar blanc, qu'on fabriquait autrefois un médicament qui passait pour tempérant ; on croit encore, dans notre pays, mais à tort, assurément, qu'on le donne aux malades des hôpitaux.

Famille des CRUCIFÈRES.

La cardamine des prés ou cressonnette, *Cardamine pratensis*, chemin de Trangy.

Le cresson de fontaine, *Nasturtium officinale*, ruisseau de Sénéchaux.

Famille des RÉSÉDACÉES.

Le réséda-gaude, *Reseda luteola*, à la Pacauderie et au Pont-Saint-Ours.

Famille des CARYOPHYLLÉES.

La saponaire officinale, *Saponaria officinalis*. On s'en sert pour dégraisser le linge. — Au Pont-Saint-Ours.

Famille des MALVACÉES.

La guimauve officinale, *Althœa officinalis*. C'est avec elle qu'on fait toutes les tisanes. — Fossés de la route.

Famille des ROSACÉES.

L'ulmaire ou reine des prés, *Spirœa ulmaria*, orne bien les bords des prés et de la rivière.

Famille des LYTHRACÉES.

La salicaire commune, *Lythrum salicaria*, dont les fleurs forment un bel épi rouge.

Famille des CAPRIFOLIACÉES.

L'yèble ou sureau-yèble, *Sambucus ebulus ;* les baies servent à colorer en rouge les vins blancs et à faire du vin sans raisins. — Dans les fossés de la route.

Famille des DIPSACÉES.

La scabieuse des champs, *Scabiosa arvensis*, à la Grippe ; la cardère velue, *dipsacus pilosus*, bords des haies ; la cardère sauvage, *Dipsacus sylvestris*, fossés de la route.

Famille des SCROFULARIÉES.

La moleine blattaire, *Verbascum blattaria*, le bouillon blanc, *Verbascum thapsus*, au Pont-Saint-Ours.

Famille des POLYGONÉES.

La renouée persicaire, *Polygonum persicaria*, chemin de Chevannes, route du Pont-Saint-Ours.

La renouée poivre d'eau, *Polygonum hydropiper*, fossés qui entourent les prés.

Famille des ALISMACÉES.

La sagittaire en flèche, *Sagittaria sagittifolia*; le butome à ombelle ou jonc fleuri, *Butomus umbellatus*; le fluteau ou plantain d'eau, *Alisma plantago*, dans les larges fossés qui séparent les prés de la route qui conduit du Pont à la Grippe.

Famille des IRIACÉES.

L'iris jaune, iris faux acores, *Iris pseudacorus*, prés baignés par la Nièvre.

Famille des TYPHACÉES.

La massette élevée, *Typha elatior*; la massette à larges feuilles, *Typha latifolia*, à droite et à gauche de la route, entre le Pont et la Grippe.

Le rubanier simple, *Spargium simplex*, dans le voisinage du Pont. La fauvette effarvatte choisit ordinairement trois tiges de cette plante pour construire son nid qui se balance au-dessus des eaux.

Famille des JONCÉES.

Le jonc aggloméré, *Joncus conglomeratus*; le jonc commun, *Juncus communis*, fossés du bord de la route.

Famille des CYPÉRACÉES.

La laiche des rives, vulgairement appelée rauche, *Carex riparia*; scirpe des lacs, jonc des tonneliers, *Scirpus lacustris*, dans le voisinage de la Nièvre.

Je ne citerai pas d'autres plantes qu'on trouve en aussi grande quantité dans les environs.

Mammifères.

Ordre : CARNIVORES ; Tribu : DIGITIGRADES.

La loutre commune, *Lutra vulgaris*, attaque les poissons les plus gros ; elle quitte quelquefois la Nièvre pour aller chasser les poissons de la pêcherie de Venille. Sa fourrure est très-recherchée.

Ordre : RONGEURS.

Le lapin, *Lepus cuniculus*, au-dessus des Buttes, dans le bois des Rouesses. On le chasse ordinairement à l'aide de furets, ou au fusil avec des chiens bassets, ou bien le soir à l'affût.

Le rat d'eau, *Mus amphibius*, vit de racines et de petits poissons. Quelques personnes le mangent. Quand on veut s'en emparer, il faut se défier de ses dents ; on le chasse au fusil.

Oiseaux.

Les grands prés du Pont-Saint-Ours, la Nièvre et le ruisseau de Montigny qui les arrosent, attirent, dans cette contrée, certains oiseaux qu'on ne trouve pas dans d'autres villages où l'eau est plus rare.

Ordre : PASSEREAUX, SYNDACTYLES, LONGIROSTRES, *famille des* ALCÉDINIDÉS. — *Genre* MARTIN-PÊCHEUR, *Alcedo.*

Le martin-pêcheur vulgaire, *Alcedo ispida,* un des plus beaux oiseaux de notre pays. Souvent, c'est parce qu'il est beau que les chasseurs le tuent. Les paysans croient qu'il chasse les mites lorsque, desséché, il est placé dans une armoire à linge. On le rencontre sur les bords des ruisseaux de la Grippe et sur ceux de la Nièvre.

Ordre : PASSEREAUX DÆODACTYLES, *famille des* TURDIDÉS.

Tribu des MOTACILLIENS. — *Sous-genre* ROUSSEROLE.

La fauvette effarvatte, vulgairement karaki, *Motacilla arundinacea*, construit son nid dans les roseaux. Elle se fait entendre à partir du 15 avril. Son chant ressemble à celui d'un autre oiseau et au coassement de la grenouille.

Ordre des ECHASSIERS HÉRODACTYLES LONGIROSTRES. —
Famille des ARDÉIDÉS.
Tribu des ARDÉIENS. — *Genre* HÉRON. — *Ardea.*

Le héron cendré, *Ardea cinerea,* paraît principalement pendant l'hiver. Celui de ma collection venait souvent dans les prés de Luange.

Le butor étoilé, *Ardea stellaris,* niche au milieu des roseaux ; plusieurs années de suite, un couple a fait son nid sur les bords de l'étang de Bizy.
Genre ARDÉOLE, *Ardeola.*

Le héron blongiau, *Ardeola minuta,* court vite, a le cou très-long, et quand il porte la tête à droite et à gauche, il ressemble de loin à un serpent.
Genre BIHOREAU, *Nycticorax.*

Le héron bihoreau, *Nycticorax Europeus ;* celui que je possède a été tué entre la Grippe et les Penauilles. Cet oiseau niche dans les endroits un peu couverts.

Tribu des CICONIENS. — *Genre* CIGOGNE, *Ciconia.*

La cigogne blanche, *Cieonia alba,* se repose quelquefois dans les prés, en avril et en août, lors de son passage.

Ordre : Echassiers macrodactyles, *Famille des* Rallidés,
Tribu des Ralliens. — *Genre* Rale, *Rallus.*

Le rale d'eau, *Ralus aquaticus,* court rapidement au milieu des
joncs. On le rencontre au-dessous de Chevannes, près du moulin
de la Grippe, et sur les bords de la Nièvre. Comme il longe
toujours les bords des ruisseaux et des fossés, on le prend facilement en plaçant sur son passage des piquets garnis d'un crin qui
forme un nœud coulant.

Genre Marouette, *Porzana.*

La marouette ou caille d'eau, *Porzana maruetta,* excellent
gibier, se voit dans les mêmes contrées que le rale d'eau. Plusieurs
fois, les pêcheurs ont trouvé une marouette au fond de leur filet
appelé trouble.

Genre Talève, *Porphyrio.*

La poule sultane ou talève, vulgairement judelle, *Porphyrio
cœsius,* est très-rare. On la rencontre dans les fossés pleins d'eau.
Celle que j'ai empaillée a été prise entre les Buttes et la Pacauderie.

Genre Gallinule, *Gallinula.*

La poule d'eau, *Gallinula chloropus,* au milieu des roseaux, sur
les parties de la Nièvre dont le courant n'est pas très-rapide.
Quelques chasseurs la confondent avec la judelle.

Ordre : Echassiers hérodactyles, pressirostres,
Famille des Charadridés. — *Genre* Vanneau, *Vanellus.*

Le vanneau huppé, *Vanellus cristatus,* est vu dans les prés, au
mois de mars et à la fin de novembre. Les chasseurs lui retirent
la langue avant de le mettre à la broche.

Ordre : Palmipèdes lamellirostres, *famille des* Anatidés,
Tribu des Mergiens. — *Genre* Harle, *Mergus.*

Le harle vulgaire, *Mergusmergauser,* sur les bords de la rivière,
pendant l'hiver.

Genre Canard, *Anas.*

Le canard sauvage, *Anas boschas,* dans les prés, quand il gèle
beaucoup. C'est surtout la nuit qu'il se fait entendre. L'hiver
dernier, on a vu un grand nombre de canards sur le petit étang
des Penauilles.

Genre Grébe, *Podiceps.*

Le grébe castagneux, *Podiceps minor,* improprement appelé
Plongeon ; il se trouve au milieu des joncs ; il vit de petits
mollusques. Sa chair a un mauvais goût. Quand on le chasse, on
ne l'atteint ordinairement qu'au cou, son corps étant presque
continuellement caché dans l'eau.

Poissons.

Ordre : MALACOPTÉRYGIENS ABDOMINAUX, *famille des* CYPRINOÏDES. — *Genre* CHEVESNE, *Squalius.*

Le chevesne commun ou garbeau, *Squalius cephalus*, se plaît au-dessous des moulins et près du pont. On le pêche à la ligne en se servant des insectes et des fruits de la saison.

La corcille, ou vandoise, ou dard, *Squalius leuciscus*, est plus difficile à prendre, elle aime le blé cuit.

Genre VÉRON, *Phoxinus.*

Le véron commun, *Phoxinus lœvis*, poisson aux belles couleurs, que les enfants aiment à pêcher à la ligne et à la bouteille.

Genre GOUJON, *Gobio.*

Le goujon commun, *Gobio fluviatilis*, recherche avec avidité les vers rouges ; il attaque vigoureusement la ligne. Il fournit une excellente friture. Un grand nombre de pêcheurs de Nevers vont jusqu'au Pont-Saint-Ours pour le pêcher et le manger sur place. Du reste, dans l'auberge du pays, le vin est bon et l'hôtesse est aimable.

Genre BARBEAU, *Barbus.*

Le barbeau commun ou barbillon, *Barbus* ou *Cyprinus barbus*, a la chair fine, ne sent jamais la vase ; malheureusement, il porte trop de petites arêtes. Il recherche le fromage de gruyère, les vers rouges et les grillons.

Genre BRÊME, *Abramus.*

La brême commune, *Abramus* ou *Cyprinus brama*, se laisse prendre avec des vers rouges.

Genre CARPE, *Cyprinus.*

La carpe vulgaire, *Cyprinus carpio*, était moins rare lorsqu'il y avait beaucoup d'étangs dans le voisinage de la Nièvre. On la fait cuire avec du bon vin, du beurre roulé dans la farine, de l'ail et du persil. Mais il faut venir à Nevers pour avoir une bonne étuvée.

Le gardon rose, *Cyprinus rutilus*, et le gardon rouge, *Cyprinus erythrophthalmus*, aiment les vers, l'asticot et les mouches.

L'ablette commune, *Cyprinus lucidus*, est avide de mouches.

L'éperlan, *Cyprinus bipunctatus*, se laisse prendre comme les ablettes.

Genre TANCHE, *Tinca.*

La tanche, *Cyprinus tinca de Linné*, est assez rare dans la Nièvre. On la pêche au filet, ou à la ligne avec des vers.

Genre LOCHE, *Cobitis.*

La loche franche, *Cobitis barbatula*, et la loche des rivières, *Cobitis tœnia*, se trouvent sous les pierres. On les fait frire avec les goujons. Elles servent à prendre d'autres gros poissons.

Ordre : MALACOPTERYGIENS ABDOMINAUX, *famille des* ESOCES.

Genre BROCHET, *Esox.*

Le brochet commun, *Esox lucius.* On le pêche à la ligne les derniers mois de l'année ; on se sert, pour cela, de petits poissons, des chatouilles et des grenouilles. C'est un grand chasseur ; on le prend partout avec des nasses et des verveux.

Ordre : MALACOPTERYGIENS SUBRACHIENS, *famille des* GADOÏDES.

Genre GADE, *Gadus.*

La lotte commune, *Gadus lota*, se cache sous les pierres et les grosses racines. On la pêche la nuit avec de petits poissons. Un jour, je croyais tenir un brochet, c'était une grosse lotte que j'avais prise. Une ablette avait servi d'appât. Sa chair est excellente. Ce poisson devient rare.

Ordre : MALACOPTERYGIENS APODES. — *Genre* ANGUILLE, *Murœna.*

L'anguille commune, *Murœna anguilla.* On la pêche à la ligne comme tous les gros poissons ; près des moulins, on la prend avec des nasses et une espèce de claie appelée *anguilloire.* On s'en empare facilement avec ces derniers engins, quand la Nièvre est grande et que son eau est trouble. Dans ce cas, elle se laisse entraîner par l'eau, comme si elle était malade ou aveugle.

Ordre : ACANTHOPTERYGIENS, *famille des* PERCOÏDES.

Genre PERCHE, *Perca.*

La perche commune, *Perca fluviatilis;* sa chair est très-bonne, on la prend avec de petits poissons et aussi avec des vers rouges.

Famille des JOUES CUIRASSÉES. — *Genre* CHABOT, *Cottus.*

Le chabot commun des rivières, *Cottus gobio*, recherche l'eau claire et peu profonde. Il ressemble au têtard du crapaud ; aussi l'appelle-t-on têtard dans notre pays. On le prend à la ligne, à la main, à l'épervier. On lui coupe la tête pour le faire frire.

Famille des SCOMBÉROÏDES. — *Genre* EPINOCHE, *Gasterosteus.*

L'épinoche, *Gasterosteus aculeatus*, n'est pas rare dans les petits ruisseaux de la Grippe. De tous les poissons dont je viens de parler, c'est le seul qui fasse un nid. Il en éloigne, en s'élançant sur eux, les poissons beaucoup plus gros que lui.

Ordre : CHONDROPTÉRYGIENS ABDOMINAUX OU A BRANCHIES FIXES.

Famille des SUCEURS OU CLYCLOSTOMES.

Genre LAMPROIE, *Petromyzon.*

La lamproie fluviatile, *Petromyzon fluviatilis ;* on la pêche avec des verveux, et, quand les eaux sont basses, avec la main ou au carrelet. Elle est comestible.

La petite lamproie de rivière ou sucet, *Petromyzon planeri,* est plus petite que la précédente. On l'appelle aussi lamprillon, *Ammocœte,* chatouille. On s'en sert pour prendre les gros poissons. Les pêcheurs y tiennent beaucoup, car elle reste vivante long-temps, quoique retenue par l'hameçon.

Batraciens.

La grenouille commune, *Rana esculenta,* dans tous les fossés pleins d'eau ; sur les bords de la Nièvre, au milieu des joncs. On la mange frite ou à la sauce blanche. Elle est excellente surtout à l'époque de la fauchaison des prés.

La rainette commune, *Hyla viridis,* dans les prés de la Grippe et de la Pacauderie.

Crustacés.

L'écrevisse commune, *Astacus fluviatilis,* dans la Nièvre et les ruisseaux de la Grippe. On la prend à la main ou à l'aide de troubleaux garnis de viande qu'on place dans l'eau après le coucher du soleil.

Habitants.

Le pays est une ruche. Tous les habitants travaillent ; il n'y a pas de mendiants parmi eux. Quelques ouvriers sont occupés aux carrières des Buttes ; d'autres aux fours à chaux de la Pacauderie. Il y en a aussi dans les moulins ; il y en a aussi quelques-uns qui cultivent la terre.

Leur pain est bon ; le plus grand nombre boit du vin. On dit que ce sont les carriers qui en boivent le plus.

Plusieurs ouvriers souffrent un peu des affections inhérentes à leur profession.

Tous ces hommes sont venus de différents pays. Il n'y a pas dans cette contrée une race autochthone.

Maladies endémiques. — Eaux.

Les maladies qu'on observe le plus ordinairement dans ces villages sont les affections des voies respiratoires et la fièvre intermittente.

C'est le froid humide qui cause les angines et les bronchites. Ces affections paraissent surtout en automne, alors que les soirées sont de beaucoup plus froides que le milieu du jour, et que les habitants n'ont pas encore pris leurs habits d'hiver. On les voit aussi quand les neiges commencent à fondre.

La fièvre intermittente est déterminée par la Nièvre et le ruisseau de Montigny. Je vais m'expliquer.

C'est surtout l'eau que l'on boit qui donne la fièvre paludéenne, et non pas l'air que l'on respire, comme on le croit généralement.

Ce n'est pas quand le limon de la Nièvre est mis à nu et desséché par le soleil de juillet et d'août, quand les bords de la rivière répandent une odeur marécageuse, que la fièvre apparaît.

Elle se fait surtout sentir quand il a plu en amont ; quand l'eau, qui a envahi les prés, s'est emparée des matières animales et végétales, en décomposition, qui les recouvraient ou qui remplissaient les fossés, et que cette eau s'est mélangée à celle des sources ou des puits.

Que les habitants puisent leur eau directement à la fontaine ainsi contaminée, ou aux puits qui communiquent avec la rivière ou avec les fossés qui bordent les prés, le résultat est toujours le même.

L'examen de l'eau des puits et des sources de Pont-Saint-Ours, de la Grippe et de la Pacauderie, fait à différentes époques de l'année, montre les microbes et les microphytes qui peuvent causer la fièvre miasmatique.

Le nombre de ces microbes augmente ou diminue, suivant certaines circonstances bien déterminées.

A la Pacauderie, derrière les fours à chaux, se trouve la source qui fournit l'eau à la famille Tort et aux voisins. Cette source est au niveau des fossés qui entourent les prés et dans lesquels l'eau croupit continuellement. Dès que l'eau des fossés augmente, elle se mélange à celle de la source qui, alors, se trouve pleine de bactéries, de vibrions paludéens, d'infusoires de toutes espèces et de microphytes. Aussi, la fièvre intermittente règne-t-elle presque continuellement chez monsieur Tort. Ce dernier a été bien inspiré quand il s'est décidé à faire creuser un puits. Il est à désirer que ce puits ne reçoive pas l'eau qui pourra, par infiltration, venir de la Nièvre, quand cette rivière sortira de son lit.

A la Grippe, tous les habitants allaient puiser l'eau au ruisseau qu'alimente une source qui jaillit dans les prés du moulin, près du village de Sénéchaux. Quand le ruisseau de Montigny ou quand la Nièvre venaient se mélanger à l'eau de cette source, la fièvre intermittente paraissait. Depuis peu de temps, la municipalité de Saint-Martin-d'Heuille a fait creuser un puits, dont l'eau contient rarement des microbes paludéens. Aussi, la fièvre tend à disparaître de ce village ; les meuniers, qui boivent encore l'eau de leur ruisseau, seront seuls exposés à l'impaludisme.

Dans le hameau de Pont-Saint-Ours, le puits contient de temps en temps quelques microbes paludéens et des microphytes que la Nièvre fournit par infiltration.

L'eau de la Nièvre renferme ordinairement des débris de plantes et quelques rares monades. Si la rivière a débordé, elle a lavé tous les prés et les fossés ; aussi, les infusoires qu'elle contient sont bien plus nombreux à cette époque.

La Fièvre puerpérale à Pont-Saint-Ours.

Première Observation.

Mme X., de la Pacauderie, est accouchée, pour la deuxième fois, le 19 juillet. Le lendemain, elle allait assez bien ; j'ai trouvé qu'elle avait trop mangé.

Le 22, elle a un peu de fièvre ; les seins sont douloureux ; le ventre ne l'est pas. Il y a fièvre de lait.

Le 23, même état. Vers cette époque, la malade a reçu la visite d'une personne qui arrivait d'Azy, où l'angine couenneuse existait encore.

Le 24, on constate de la douleur dans le bas ventre et dans la fosse iliaque gauche. Je conseille : une application de dix sang-sues ; quatre paquets de sulfate de quinine, de cinq centigrammes chacun ; un paquet toutes les trois heures ; une injection vaginale à l'eau pure, quatre fois par jour. Le liquide, qui a servi aux injections, contient des bactéries et des microbes. J'avais constaté la pureté de ce liquide avant son emploi.

Il n'existait aucun cas de fièvre puerpérale ni à la Pacauderie, ni dans les environs. Une femme de Pont-Saint-Ours avait été accouchée, le 12 juillet, par la sage-femme de Mme X., mais elle se portait bien.

Le 25, même état que la veille ; huit sangsues ; cataplasmes arrosés d'huile camphrée laudanisée.

Le 26, le matin, même état ; continuation des injections et des cataplasmes. Le soir, la malade a 140 pulsations ; son esprit est surexcité, ses pieds se refroidissent ; le délire paraît. Elle fait ses préparatifs pour mourir et dit adieu à ses parents. La septicémie commence. Je conseille : toutes les trois heures, un paquet de sulfate de quinine, de sept centigrammes ; onguent napolitain opiacé, une friction toutes les heures. La malade me supplie de rester auprès d'elle une heure, pour que, après sa mort, je puisse consoler son mari. Vous me chargez d'une bien triste commission, lui dis-je ; cependant, je vous promets de ne pas m'éloigner de vous. Au bout d'une heure, je lui ai fait remarquer, en riant un peu de sa peur, qu'elle n'était pas morte et que je pouvais la quitter.

Le 27, 112 pulsations ; le délire a disparu ; le ventre est moins douloureux. On continue les injections et les frictions mercurielles. Les microbes sont presque tous morts.

Le 28, 100 pulsations ; le ventre est assez souple.

Les 29 et 30, le mieux continue.

Le 31, la salivation mercurielle paraît ; on enlève l'onguent napolitain qui recouvre l'abdomen ; gargarisme au chlorate de potasse ; le ventre a cessé d'être douloureux.

Le 3 août, 80 pulsations ; l'appétit paraît : vin, potages.

Le 5 août, 68 pulsations ; la malade me paraît guérie.

Deuxième Observation.

Madame Morelli accouche le 28 juillet, à neuf heures du soir, chez sa mère, à Pont-Saint-Ours. C'est une primipare d'une constitution très-faible.

Le 3 août, je la vois pour la première fois ; son ventre est ballonné ; il y a des douleurs dans la fosse iliaque droite et dans l'uterus, 100 pulsations. Je prescris : sangsues, sulfate de quinine et injections. Le liquide qui a servi aux injections est rempli de bactéries et de microbes puerpéraux.

Le 5, nouvelle application de sangsues ; cataplasmes arrosés d'huile camphrée laudanisée.

Les jours suivants, la malade va mieux. De temps en temps, elle prend un peu de sulfate de quinine pour combattre une fièvre rémittente. Il survient asssi une diarrhée intense qui persiste plusieurs jours et qui finit par disparaître.

Le 16, la malade est guérie. Je n'ai pas employé pour elle l'onguent napolitain. Les lavages fréquents et à grandes eaux l'ont débarrassée des microbes utérins.

Troisième Observation.

Madame Joly, de la Grippe, est accouchée d'un premier enfant, le 3 août, à 9 heures du matin, par la sage-femme de Madame X. et de Madame Morelli.

Le lendemain, à trois heures du soir, elle s'est plainte de frissons.

Le 5, à huit heures du matin, je vois la malade pour la première fois. Je trouve des douleurs dans l'uterus et la fosse iliaque droite. Je conseille : sangsues, cataplasmes arrosés d'huile camphrée et laudanisée ; injections à l'eau pure.

Le liquide qui a servi aux injections est examiné au microscope ; il contient des bactéries, des microbes puerpéraux et des microbes paludéens. Ces derniers existaient dans l'eau avant qu'on s'en servît pour l'injection.

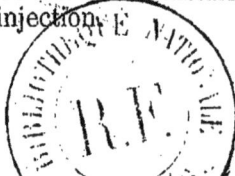

3

Les 6 et 7, nouvelles applications de sangsues. Depuis le premier jour du traitement, on a donné, quatre fois par jour, cinq centigrammes de sulfate de quinine.

Le 8, la fièvre continue, le ventre est très-douloureux; la face devient jaune, la malade parle à chaque instant de la mort. La septicémie commence. Je fais frictionner le ventre, toutes les heures, avec l'onguent napolitain opiacé.

Le 9, la fièvre a diminué.

Le 10, le mieux continue.

Le 11, les lochies ne répandent plus de mauvaise odeur. Le liquide de l'injection est examiné au microscope. Les bactéries sont en très-grand nombre, mais toutes sont mortes. Il en est de même des microbes puerpéraux. Seuls les microbes paludéens sont vivants. C'est qu'on n'a pas fait bouillir l'eau qui devait être employée pour l'injection.

Le 12, la malade entre en convalescence. On lui donne un peu plus de vin et des potages plus copieux.

Le 13, des frissons se font sentir ; la nuit est mauvaise.

Le 14, le ventre est un peu ballonné, mais peu douloureux. On reprend le sulfate de quinine et l'onguent napolitain. Les injections sont faites avec l'eau phéniquée.

A partir de ce moment, la malade a été de mieux en mieux, mais la convalescence a été très-longue.

Madame Gounon, nuit et jour, donnait des soins à Madame Joly, sa fille, lorsque, le 7 août, elle a commencé à souffrir de la gorge. Le 8, l'amygdale droite était couverte de fausses membranes. Le lendemain, les deux glandes étaient atteintes. Il y avait angine couenneuse. Une maladie semblable n'existait pas dans le voisinage. Le 14, Madame Gounon était guérie. J'ai eu recours au miel citrique, au jus de citron et au crayon de nitrate d'argent.

Le premier jour que j'ai été appelé chez les malades, je leur ai conseillé de ne pas sevrer leur enfant, mais d'avoir recours à un allaitement mixte. Le biberon était alors indispensable.

Le médecin est souvent bien embarrassé; il doit, dans tous les cas, consulter sa conscience. On sait qu'en présentant l'enfant au sein, chaque fois qu'il se remplit de lait, on rend un grand service à la mère, et la métrite prend des proportions moins graves. Mais, s'il y a septicémie, et si les préparations mercurielles deviennent nécessaires, la vie de l'enfant est en danger. Il faut immédiatement chercher une autre nourrice, car la mère cesse d'avoir du lait. Mais, malheureusement, il est souvent trop tard pour l'enfant, qui est bientôt malade du muguet et d'une gastro-entérite grave.

La cessation de l'épidémie a reconnu différentes causes : d'abord, il n'y avait plus de nouvelles accouchées dans le voisinage ; ensuite, j'ai fait comprendre à la sage-femme qu'il était

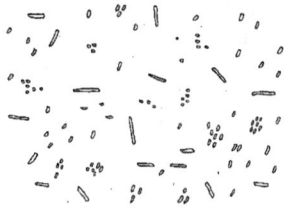

Microbes puerpéraux et Bactéries.

prudent de ne plus faire d'autres accouchements et qu'elle devait aussi penser à elle-même. Elle était enceinte de sept mois.

Tant que cette épidémie a duré, c'est le vent du sud-ouest qui a dominé. Il régnait, du reste, depuis longtemps.

Le baromètre s'est presque toujours tenu à la même hauteur, — 760 millimètres.

La température a été inégale. Au milieu du jour, le thermomètre marquait de 20 à 22 degrés centigrades. La pluie est tombée assez souvent.

Nature de la Fièvre puerpérale. — Contagion.

Lorsqu'une femme est atteinte de fièvre puerpérale, si on examine au microscope le liquide qui a servi aux injections, on s'aperçoit qu'il contient des bactéries et des microbes beaucoup plus petits qui ressemblent à ceux de la diphthérie. Si la malade est en danger, si les lochies répandent une mauvaise odeur, et si la septicémie a commencé, le liquide des injections est plein de vibrions de la putréfaction.

Les animalcules qui causent la fièvre puerpérale sont ceux qui ressemblent aux microbes diphthérites et qui, comme eux, facilitent la multiplication des vibrions de la putréfaction.

Je renvoie les personnes, qui voudront mieux connaître la nature de ces microbes, au rapport que j'ai publié, en septembre 1879, sur une épidémie d'angine couenneuse qui a sévi à Saint-Benin-d'Azy. Elles y liront les recherches que j'ai faites sur les microbes diphthérites et sur les microbes puerpéraux. L'étude des corpuscules-germes de la diphthérie et de la fièvre puerpérale, fera le sujet d'un autre mémoire.

Les microbes puerpéraux, de même que les microbes diphthérites, peuvent être transmis d'une personne à une autre La contagion, cependant, ne se fait pas de la même manière. Pour les premiers, elle s'opère par les mains et les habits de l'accoucheur et de la sage-femme, par les liquides qui servent à entretenir les nouvelles accouchées dans une propreté extrême, ou par les linges qui les entourent, tandis que les microzoaires de l'angine maligne sont respirés avec l'air ou bus avec les boissons.

Tous ces microbes desséchés peuvent revenir à la vie, quand ils trouvent un milieu convenable, et déterminer les accidents propres à l'organe atteint.

S'ils se fixent sur le larynx, ils donnent le croup ; s'ils couvrent les amygdales, c'est l'angine couenneuse qui paraît ; et quand l'utérus est envahi, on a alors la métro-péritonite postpuerpérale, qu'on pourrait aussi appeler la diphthérie utérine.

L'épidémie que je viens d'observer nous a montré que l'angine couenneuse avait probablement déterminé la fièvre puerpérale chez Madame X., et que la fièvre puerpérale avait causé l'angine couenneuse chez Madame Gounon, mère de Madame Joly. C'est par la diphthérie pharyngienne que l'épidémie a commencé ; c'est par elle qu'elle a fini.

Ce n'est pas la sage-femme qui a communiqué la fièvre puerpérale à Madame X., puisque, le 12 juillet, elle avait accouché Madame Dameron qui n'a pas été malade. Mais la sage-femme, qui a appliqué les sangsues et fait les injections chez Madame X., a pu transmettre la métrite postpuerpérale à Madame Morelli et à Madame Joly.

Ce n'est pas le médecin non plus qui a communiqué l'affection puerpérale aux nouvelles accouchées, car il n'a pénétré chez elles qu'après l'apparition de la fièvre, alors qu'il y avait eu infection.

TERMINAISON : Quand l'issue de la maladie doit être funeste.

J'ai été très-heureux dans cette épidémie. Malheureusement, on n'a pas toujours des succès à enregistrer.

L'inflammation gagne quelquefois, de proche en proche, les parties voisines, pour donner naissance à une entérite, à une péritonite ou à un abcès dans la fosse iliaque. Chacune de ces affections peut faire périr la malade. La mort arrive, le plus ordinairement, par septicémie. Dans ce cas, le ventre n'est pas toujours très-ballonné ; le diaphragme n'est pas assez refoulé par en haut pour gêner le jeu du cœur et des poumons et amener un commencement d'asphyxie.

La septicémie se déclare beaucoup plus vite que dans l'angine couenneuse ; car la surface de l'utérus, dépouillée de son épithelium, c'est-à-dire celle qui était occupée par le placenta, est très-considérable. Les microbes puerpéraux s'y multiplient facilement et déterminent avec rapidité la formation des vibrions de la suppuration.

L'empoisonnement du sang n'est pas toujours accompagné d'un grand délire ; quand celui-ci existe, on constate une certaine loquacité qu'on trouve chez les personnes atteintes du delirium tremens, avec cette différence que les alcoolisés ne se plaignent pas de douleurs et ne paraissent pas souffrir de leur mal, quand même ils auraient un membre fracturé ; tandis que les femmes qui ont la fièvre puerpérale poussent quelquefois de grands cris et disent même qu'on les brûle.

Graves, professeur de Dublin, médecin grand observateur, a écrit, dans sa clinique, qu'une femme, à la suite d'une métro-péritonite postpuerpérale, avait été prise d'un grand délire.

Six heures après sa mort, il a examiné l'uterus et le cerveau de la malade et n'a pas trouvé de traces d'inflammation. Aujourd'hui, pour trouver la cause de la mort, on examinerait aussi le sang et la matière qui tapisse l'uterus. Le microscope, dont Graves ne se servait pas, eût rendu de grands services ; il aurait montré que cette femme avait eu le délire septicémique.

Lorsque les femmes atteintes ont conservé toute leur intelligence, il y a aussi chez elles une grande loquacité. Je plains ceux qui les entourent. Ils assistent au spectacle le plus triste qu'on puisse voir. Je me souviens encore d'une malade qui demeurait à huit lieues de Nevers, dans le canton de Decize. Elle disait d'une voix bien douce : Je sens bien que ma fin approche ; qu'il est triste de mourir si jeune ; adieu mon pauvre mari, tu as été bon pour moi ; je vais te quitter, soigne bien nos enfants. Mon premier mari a été aussi très-bon pour moi, je le reverrai bientôt dans le ciel. J'ai beaucoup de chagrin de laisser mes petits enfants ; adieu mon vieux père, adieu ma bonne mère. Ce spectacle a duré 6 heures. Puis la malade s'est refroidie, a cessé de voir et d'entendre et elle est morte.

Traitement.

Comme dans toutes les maladies épidémiques, il y a un signe prémonitoire, il faut chercher à découvrir celui de la fièvre puerpérale. Si, le lendemain de l'accouchement ou quelques jours plus tard, la femme est prise d'une forte fièvre, il est indispensable de pratiquer le toucher abdominal. Si on constate une douleur dans une fosse iliaque, on doit se défier de la métro-péritonite ; car, le plus ordinairement, cette douleur est le signe précurseur de cette affection.

Dès que je trouve cette douleur, je conseille une application de sangsues. J'ai recours au même traitement le lendemain, si la fièvre et la douleur persistent.

A partir du premier jour, je fais faire, toutes les deux ou trois heures, une injection. Quant au nombre des injections, je suis guidé par la mauvaise odeur des lochies et par l'examen microscopique du liquide qui a servi à l'injection et qui contient plus ou moins de microbes.

Dans l'épidémie du Pont-St-Ours, qui fait le sujet de ce rapport, je ne me suis servi que de l'eau pure pour toutes les injections. J'ai pleinement réussi. Il y a trois ans, au Chazeau et au Chaillou, j'ai employé l'eau phéniquée (deux grammes d'acide phénique par litre d'eau), le résultat a été le même. Dans une épidémie qui a régné à Nevers, il y a vingt-huit ans, j'ai fait usage de la décoction de quinquina. A cette époque, on ne paraissait pas attacher une grande importance aux injections fréquemment répétées. Aujourd'hui, cette médication a pour moi une très-grande valeur. On peut, comme le conseille M. Pasteur, employer l'acide borique. Quand les lochies sont infectes, les vibrions de la suppuration nombreux, je préfère l'eau phéniquée.

Ce qui, par dessus tout, rend service, c'est le lavage à grandes eaux ; on doit toujours se le rappeler.

Dès que la douleur et la fièvre sont moins fortes, on applique, quatre fois par jour, sur le ventre, des cataplasmes arrosés d'huile camphrée laudanisée.

Mais, lorsque la fièvre augmente, que le ventre se ballonne et que la face, sans être rouge, se couvre, en très peu de temps, de taches jaunâtres qui constituent le masque puerpéral ; lorsque, surtout, le pouls est faible et que la loquacité commence, je fais frictionner le ventre, toutes les trois heures, avec l'onguent napolitain opiacé, ainsi composé ; axonge, 60 grammes, extrait thébaïque, un gramme ; onguent napolitain, 60 grammes. Je recouvre le tout d'un morceau de flanelle qui, après chaque friction, est réappliqué toujours du même côté. Au bout de deux ou trois jours, le médicament a agi : le ventre est moins douloureux et moins ballonné. Si on examine le liquide qui a servi aux injections, on trouve morts les bactéries et les microbes puerpéraux. Il est vrai qu'il y a eu absorption mercurielle et que les gencives ont commencé à s'enflammer.

Quand Serres d'Uzès, il y a déjà longtemps, a préconisé l'onguent napolitain dans la fièvre puerpérale, il ne se doutait pas, qu'avec ce médicament, il réussissait surtout en détruisant les microbes.

Les recherches microscopiques et les bons résultats obtenus à l'aide d'un traitement bien raisonné, nous rapprochent de l'onguent napolitain et nous éloignent du collodion qu'on appliquait, je ne sais pourquoi, sur l'abdomen des femmes en couche atteintes de métro-péritonite.

Ce qu'il faut surtout redouter dans la fièvre puerpérale, c'est la septicémie. Cet accident commence dès que les malades parlent de la mort et qu'elles font leurs adieux. On ne doit pas attendre ce dernier moment pour administrer le sulfate de quinine. A partir du jour où la fièvre a paru et tant que cette fièvre dure, je fais prendre, quatre fois par jour, sept centigrammes seulement de sulfate de quinine. De cette manière, la malade est continuellement sous l'influence de ce médicament et ne souffre pas des fortes doses qu'on lui donne malheureusement trop souvent.

Lorsque j'échoue avec tous les moyens dont je viens de parler, j'ai recours à l'application d'un large vésicatoire sur le ventre. Cette médication m'a rendu quelquefois des services.

Suivant les circonstances, je donne à mes malades des oranges, de l'eau de Seltz, du bouillon et du vin.

Je me garde bien d'enlever l'enfant à sa mère ; dès qu'on s'aperçoit que les seins se remplissent un peu, on le fait téter.

Je ne puis entrer dans une foule d'autres détails qui doivent trouver leur place ailleurs que dans un simple rapport sur une épidémie.

Prophylaxie.

Il faut, avant tout, se rappeler que la maladie est contagieuse et qu'elle est transmise le plus ordinairement par l'accoucheur ou la sage-femme.

L'isolement des accouchées ne suffit pas. Dans nos campagnes, toutes les femmes en couche sont éloignées les unes des autres. La distance qui les sépare est quelquefois de 4, de 6 et même de 8 kilomètres ; et, cependant, la fièvre puerpérale les atteint. Cela s'explique facilement ; car, le plus souvent, c'est la même sage-femme qui les a accouchées toutes. Dans un pays que je visite assez souvent, une quinzaine de femmes ont été accouchées par la même sage-femme, toutes ont eu la fièvre puerpérale.

Il est donc absolument nécessaire que le médecin ou la sage-femme, qui a accouché une femme malade de la fièvre puerpérale, cesse d'en accoucher d'autres, et qu'il emploie ce temps de repos à désinfecter ses habits et surtout ses mains.

La sage-femme, qui habite un hôpital où on pratique les accouchements, devra quitter cet établissement, si elle a donné des soins à une femme atteinte de fièvre puerpérale.

Les femmes enceintes et les nouvelles accouchées ne recevront pas chez elles les personnes qui auront rendu visite à des malades prises de fièvre puerpérale ; elles observeront les mêmes précautions pour celles qui auront soigné des angines couenneuses, car il existe de grands rapports entre la diphthérie et la métropéritonite postpuerpérale.

J'ai dit, à propos de l'angine diphthérite : défiez-vous des crachats. Dans la fièvre puerpérale, il faut redouter les lochies. Ce sont elles qui servent de véhicule à la maladie. On devra faire subir un lavage complet aux linges imprégnés des écoulements, et les tremper dans des baquets pleins d'eau phéniquée. La chambre devra aussi être tenue dans un grand état de propreté et désinfectée.

Pour que la diphthérie pharyngienne se développe, il est indispensable qu'il y ait d'abord angine simple. Pour que la fièvre puerpérale paraisse, il n'est pas toujours nécessaire qu'il y ait métrite. Une plaie est utile pour que les microbes puerpéraux se multiplient et facilitent la production des vibrions de la putréfaction ; cette plaie existe après la parturition. Cependant la nouvelle accouchée fera bien de ne pas s'exposer à avoir une inflammation de l'uterus, car celle-ci précède assez souvent la fièvre puerpérale.

Je lui conseille d'allaiter son enfant ; d'éviter la fatigue, le refroidissement du corps ; les repas trop copieux ; les boissons trop alcoolisées et tout ce qui pourrait lui causer le plus petit chagrin.

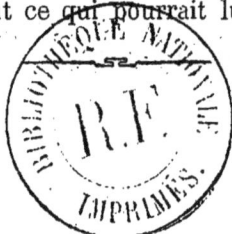

www.ingramcontent.com/pod-product-compliance
Lightning Source LLC
Chambersburg PA
CBHW060513200326
41520CB00017B/5025